“贵州乡村振兴”书系获
贵州出版集团有限公司出版专项资金
资　助

"农·村·健·康·生·活·知·识·手·册"丛·书

农村老年人保健知识手册

贵州省疾病预防控制中心 / 编
姚蕴桐　张益霞　胡远东 / 主编

贵州出版集团
贵州科技出版社
·贵 阳·

图书在版编目（CIP）数据

农村老年人保健知识手册 / 贵州省疾病预防控制中心编 ; 姚蕴桐, 张益霞, 胡远东主编. — 贵阳 : 贵州科技出版社, 2023.5

（“农村健康生活知识手册”丛书）

ISBN 978-7-5532-1210-4

Ⅰ. ①农… Ⅱ. ①贵… ②姚… ③张… ④胡… Ⅲ. ①老年人—保健—手册 Ⅳ. ①R161.7-62

中国国家版本馆CIP数据核字(2023)第118147号

农村老年人保健知识手册

NONGCUN LAONIANREN BAOJIAN ZHISHI SHOUCE

出版发行	贵州出版集团　贵州科技出版社
地　　址	贵阳市观山湖区会展东路 SOHO 区 A 座（邮政编码：550081）
出 版 人	王立红
经　　销	全国各地新华书店
印　　刷	贵州新华印务有限责任公司
版　　次	2023 年 5 月第 1 版
印　　次	2023 年 5 月第 1 次
字　　数	48 千字
印　　张	2.625
开　　本	787 mm × 1092 mm　1/32
定　　价	15.00 元

“贵州乡村振兴”书系编委会

“农村健康生活知识手册”丛书编委会

总序

“贵州乡村振兴”书系诞生于如火如荼实施的“乡村振兴”战略大背景之中，从立意、策划、约请作者、编辑书稿、整体设计，直至当前首批成果即将付梓，时间已过去三年。三年中，书系历经多次思路的调整和具体方案的修改，人事也多有变更，但书系所有参与者为乡村种植、养殖产业发展提供技术服务，为乡村生态文明建设提供价值引领，为乡村振兴取得新成果进行总结与宣传的“初心”，迄今没有改变。

编辑出版“贵州乡村振兴”书系，主要目的是让最前沿的科学知识和成熟的实用技术尽快转化为解决实际问题的要素和生产力提升的推进器，伴随着“贵州乡村振兴”书系抵达田间地头，“飞入寻常百姓家”。在中国这样有着悠久历史的农业大国，农业科学技术日新月异，不断地推动着种植业、养殖业的发展；与此同时，我国是人口大国，为人民健康保驾护航的医学同样发展迅速。快速发展意味着科学知识、实用技术更新迭代的加快，只有使用最新的成熟技术和知识，才能为贵州产业发展、生态环保、健康生活提供保障，满足广大群众的期盼和渴求。书系中的各个板块，都力图将相关领域最新科学知识和技术化繁为简、化难为易，让阅读该书的广大群众尽快掌握和运用。

在形式上，书系以图文搭配、图文互彰的活泼形式，让严谨的科技知识更易被普通群众接受。书系的主要服务对象为活跃在田间地头的科技特派员、村里的种植户与养殖户（包括合作社、公司等负责人）、农村特殊人群（如患常见疾病的病人、职业病病人、孕产妇、老年人、儿童等）、驻守一线的村干部、返乡大学生、农技员等，如何将正确的理念、前沿的知识、优秀的技术“接地气”地传达给他们，经调查研究、试验、甄别，参考优秀“三农”图书，最终，我们采用科普读物、学术专著兼具，但对科普有所偏重的组织架构。其中，科普读物采用清晰明了的图片配合简明易懂的文字这一出版形式：文字简洁，可以让读者直接抓住实用知识和信息，不走弯路，节省时间；清晰的图片、图示，既可将方块字、数据蕴含的信息图像化、可视化，又能丰富和补充文字信息，甚至呈现出由于文字自身的模糊性而无法清楚传递的信息。活泼的设计也有助于调节视觉疲劳和阅读节奏，让纯粹以获取知识和技能、解决问题和困难为目的的阅读不再枯燥乏味。此外，书系中大部分图书采用了口袋书设计，便于携带。

书系的作者，都是在相关领域有扎实功底的。在种植、养殖板块，我们邀请了从事教学和研究多年的专家，以及长期深入田间地坎指导具体操作的科技特派员和农技员；在健康板块，作者们都从医多年，对于农村人群健康素养水平的提升、常见疾病的防治等经验丰富；在农村“五治”（治垃圾、治厕、治水、治房、治风）板块，我们邀请了从事规划和教学的专家……总之，书系作者对自己研究的领域既有扎实研究，又熟悉贵州的气候、资源禀赋、地形地貌、生态环境等，与此同时，他们还十分了解这片土地上生活着的人们内心的期待和需求，有着以自身所学所研回馈这片土地的质朴赤子情，也有着“将论文写在大地上”的奋斗精神。

“贵州乡村振兴”书系目前包含“生态农村建设系列”丛书、“农村健康生活知识手册”丛书、“茶叶栽培加工技术手册”丛书、“特色中药材种植养殖技术手册”丛书、“林木作物、农作物种植技术手册”丛书、“畜禽养殖技术手册”丛书、“水产生态养殖技术手册”丛书、“农技员培训系列”丛书等。随着乡村振兴这一战略的实施，我们也将适时新增板块，以配合和助力贵州乡村振兴的强力推进。当然，虽名为“贵州乡村振兴”书系，主要是为配合贵州乡村振兴工作而策划，但也适用于国内其他部分省（区、市）。

贵州曾是全国脱贫攻坚主战场，当前则是全国“乡村振兴”战略实施的主战场，统筹城乡一体发展的任务十分艰巨。

希望“贵州乡村振兴”书系的推出，可以切实助力于“新型工业化、新型城镇化、农业现代化、旅游产业化”战略目标的实现，乃至助力于建设社会主义现代化强国和实现中华民族伟大复兴。

是为序。

中国工程院院士
贵州大学校长

序

提升农村群众健康素养水平是实施乡村振兴战略的重要前提，是农村经济社会发展的重要基础，是巩固拓展脱贫攻坚成果的重要保障。2021年，中央一号文件《中共中央　国务院关于全面推进乡村振兴加快农业农村现代化的意见》专门提出：全面推进健康乡村建设，加强妇幼、老年人、残疾人等重点人群健康服务，加强对农村留守儿童和妇女、老年人以及困境儿童的关爱服务。2022年，《国务院关于支持贵州在新时代西部大开发上闯新路的意见》（国发〔2022〕2号）进一步提出：推进健康贵州建设，提升基层卫生健康综合保障能力。2023年，《中共中央　国务院关于做好2023年全面推进乡村振兴重点工作的意见》提出：加强农村老幼病残孕等重点人群医疗保障，最大限度维护好农村居民身体健康。

我国现有5亿多农村人口，其中外出务工人员，以及留守老人、留守儿童等特殊人群占很大比例。贵州省疾病预防控制中心的监测数据显示，贵州农村人群的死亡率高于全国及西部平均水平，因慢性病导致的死亡人数占农村全部死亡人数的84.0%。2018年，贵州农村居民接受健康体检的比例仅有32.2%，低于城市地区比例（41.0%），而高血压、糖尿病等慢性病的患病率，农村与城市已没有差异。

如何做好巩固拓展脱贫攻坚成果和乡村振兴的有效衔接，如何推进健康乡村建设，开展健康知识的普及与宣传，增强农村群众的文明卫生意识和健康素养水平，是巩固拓展健康扶贫成果、实施乡村振兴战略的重要课题。

欣闻“贵州乡村振兴”书系即将出版，其中由贵州省疾病预防控制中心牵头编写的“农村健康生活知识手册”丛书以图文并茂的形式，围绕当前农村地区的常见病、多发病以及广大农村群众关心的健康问题，不仅介绍了高血压、糖尿病等常见病的防治知识，老年人、儿童、孕产妇等重点人群的健康管理方法，农村常见毒蘑菇识别要点，农村常见意外伤害、自然灾害防治知识等，还对农村群众就业、就医中急需的职业病防治、医保政策要点以及合理用药、免疫接种、膳食营养等知识进行了科普宣传，内容深入浅出，文字通俗易懂，契合农村群众的实际需要。这种形式的健康科普非常符合世界卫生组织提出的“将健康融入所有政策（Health in All Policies，HiAP）”的方针，必能为提升广大农村群众的健康素养水平发挥积极的作用。

衷心祝愿阅读该丛书的广大农村群众，更加健康，更加幸福！

吴静

2023 年 2 月 1 日

（吴静为中国疾病预防控制中心慢性非传染性疾病预防控制中心主任，研究员）

目　录

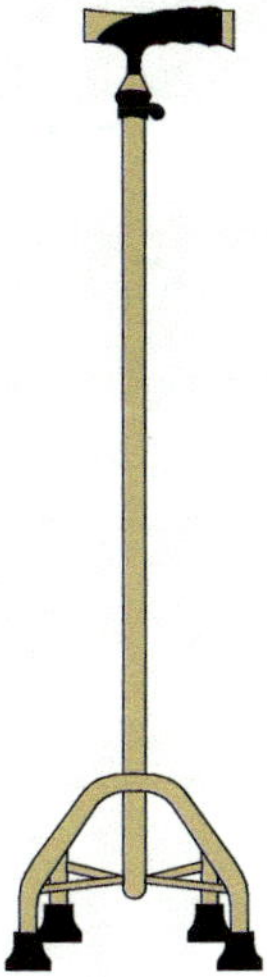
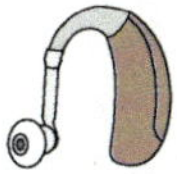

第一篇

老年人容易发生的疾病、意外有哪些?

老年人特点

老年人生理特点

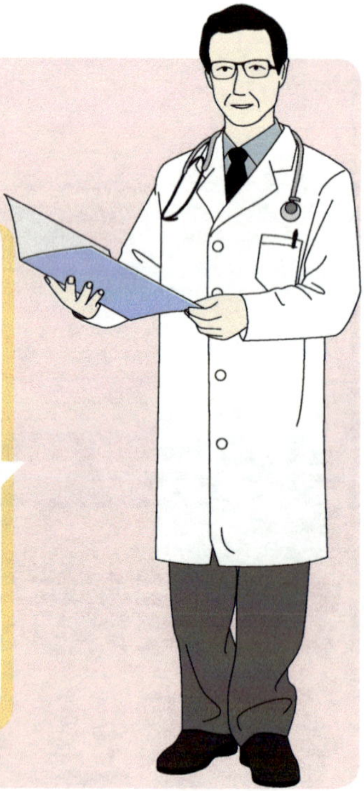

老年人各组织器官的能量储备能力降低，适应能力下降，免疫系统功能下降，抵抗力减弱，新陈代谢缓慢。老年人基础代谢降低，从而能量消耗量下降；消化器官功能伴随老化进程逐渐减退，免疫功能下降；对铁的吸收利用能力下降，造血功能减退。

老年人运动系统特点

★ **骨骼特点：**

随着年龄的增长、内分泌和代谢功能的改变，很多老年人会发生严重的骨质疏松。老年人骨骼中的钙离子减少，导致骨骼密度降低，骨骼的弹性和韧性也随之降低，骨骼脆性增加，所以老年人容易发生骨折。

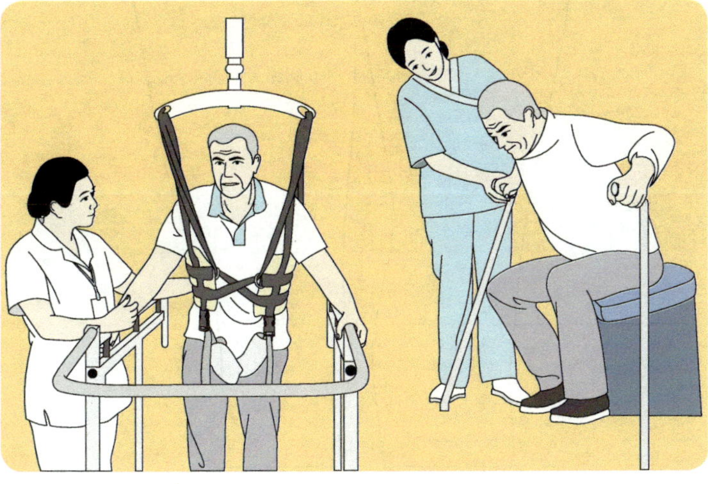

★ **肌肉特点：**

进入老年期之后，人的肌肉开始萎缩、老化，变得松弛。一般情况下，一个30岁男子的肌肉重量可占其体重的40%～45%，而老年人的肌肉重量仅占其体重的25%左右。

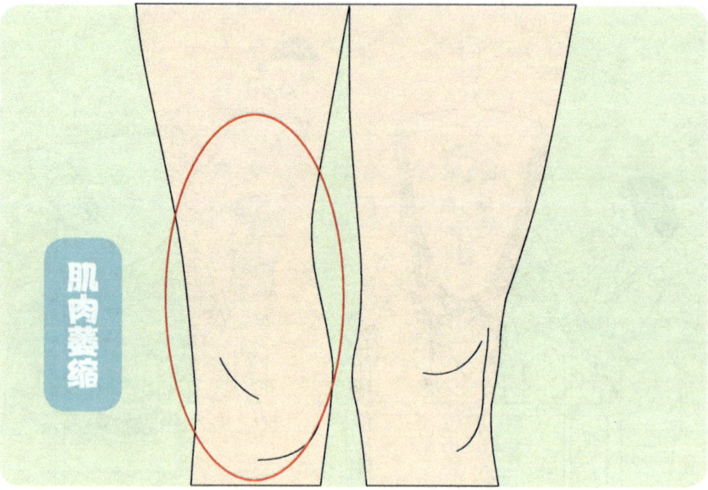

★ **关节特点：**

老年人的关节由于发生纤维变性，造成老年人骨关节的退行性改变或出现畸形，如驼背、脊柱侧弯等，因而限制了老年人活动，还可能刺激神经末梢而引起关节疼痛。

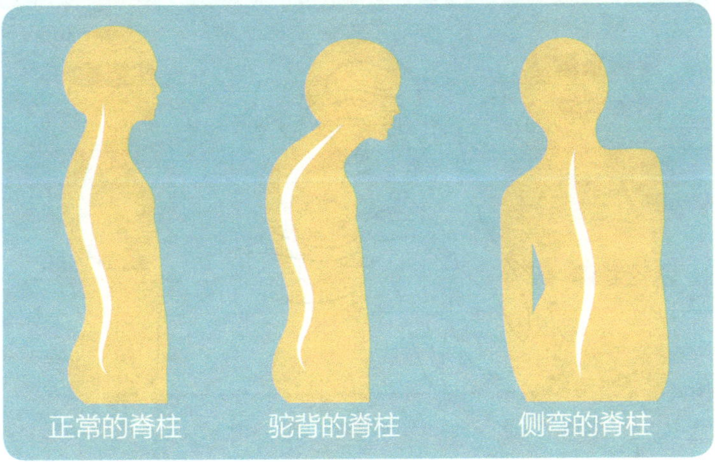

老年人神经系统特点

由于大量的神经细胞萎缩和死亡，60岁之后人的神经细胞数量急剧下降，脑重量也减轻了。70岁老年人的大脑重量与30岁时的相比，减少近10%，大脑皮层的表面积也减少了10%左右。

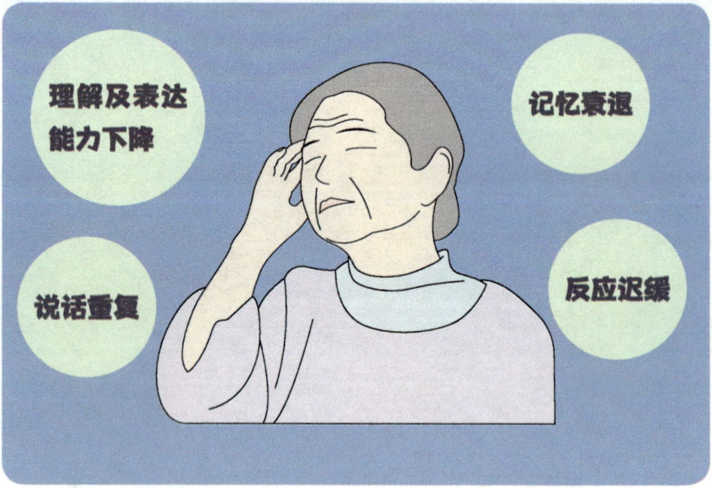

老年人常见疾病——骨质疏松

什么是骨质疏松？

骨质疏松是最常见的骨骼疾病，是一种以骨量低，骨组织微结构损坏，导致骨脆性增加，易发生骨折为特征的全身性骨病。

骨质疏松多见于绝经后的女性和老年男性。

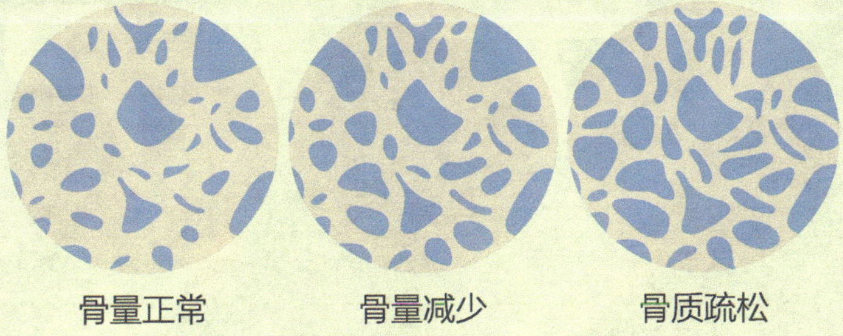

患骨质疏松的老年人容易发生哪些骨折？

骨质疏松性骨折又称脆性骨折，指因受到轻微创伤或日常活动中即发生的骨折，是骨质疏松带来的严重后果之一。

老年人常见骨折部位有椎体、髋部、前臂远端、肱骨近端和骨盆等，其中以椎体骨折最为常见，而髋部骨折是最严重的骨质疏松性骨折。

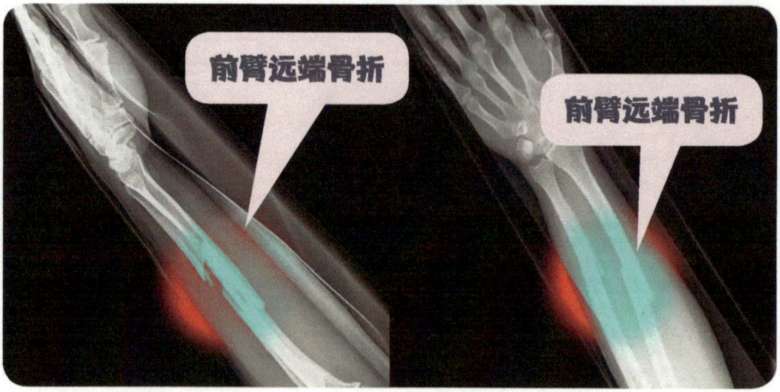

老年人如何预防骨质疏松？

★ 平衡合理膳食，每天摄入足够的钙、维生素D、蛋白质。

★ 定期检查骨密度。

★ 纠正不良生活方式，如吸烟、酗酒等。

★ 增加体力活动，加强锻炼，进行适当的力量练习，适当接受日光照射，等等。

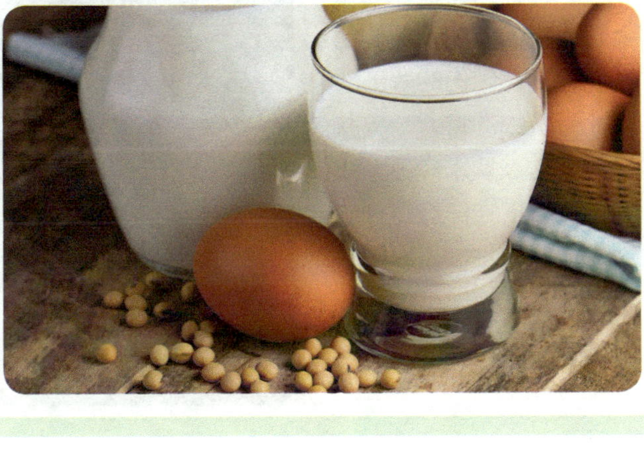

老年人常见疾病二——骨折

什么是骨折？

骨的完整性或连续性遭到破坏，即称为骨折。临床上对骨折的描述常根据创伤的原因、创伤的解剖部位、骨折线的特点、皮肤或黏膜的破裂来命名，比如“桡骨下端伸直型开放性骨折”。

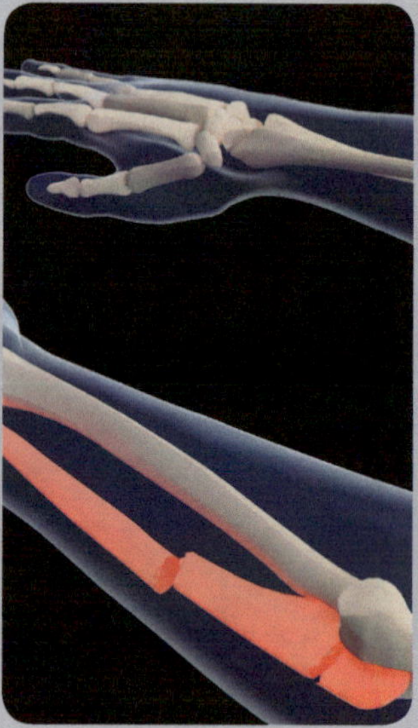

老年人如何预防骨折？

★ **不要提太重的物品上楼。**

物品较重时，建议让家人帮忙提，或多次少量提。务必保护好自己的腰，防止出现骨折。

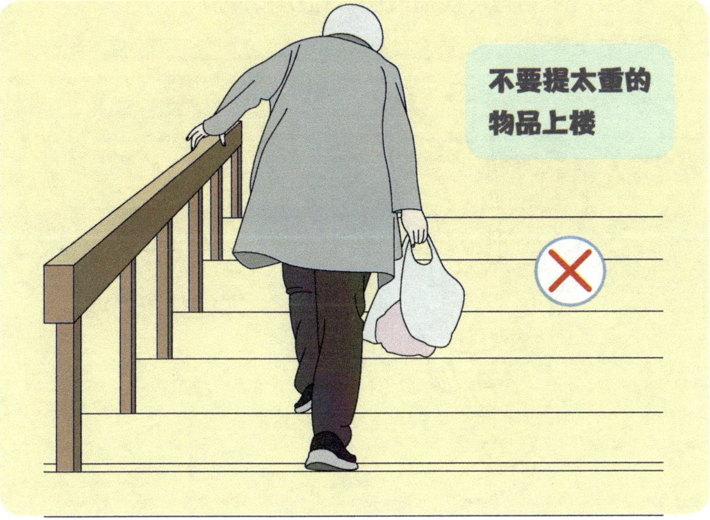

★ **不能经常弯腰。**

有说法称经常弯腰能够锻炼腰背肌肉，实际上这并不适用于老年人。打扫卫生时，要注意弯腰的幅度不要过大，日常生活中也要注意不能长期弯腰，否则有可能造成腰部拉伤和骨折。

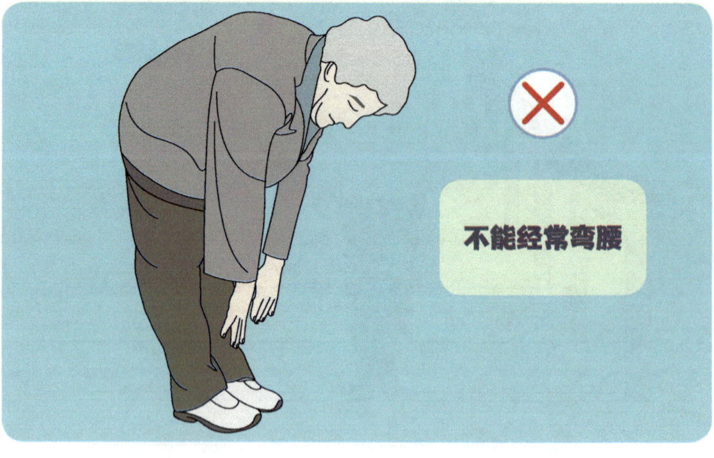

★ 运动要适量。

老年人不能做过于激烈的运动，可以进行一些活动量较小的运动，比如打太极拳、散步等。身体素质较好的老年人，如果要打篮球、跑步等，记得要先做准备活动，给肌肉“加加热”，避免在运动过程中出现损伤。

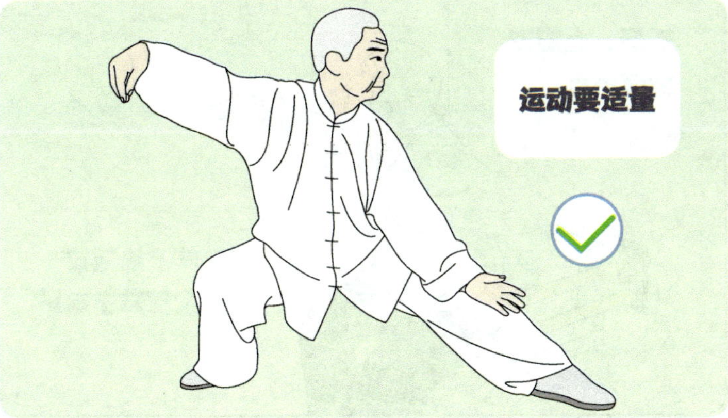

★ **洗澡、上厕所时要小心。**

许多老年人骨折就是因为在洗澡或上厕所的时候摔倒，特别是冬季更为常见。冬天空气比较冷，洗澡过程中会产生大量雾气，洗澡时间过长还会出现头晕的症状，而卫生间的地板上经常会积水，所以摔倒的可能性就增加了。

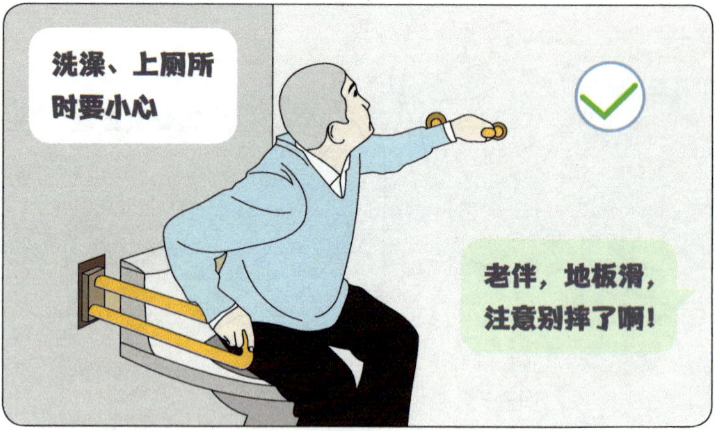

★ **老年人的床别太高。**

老年人的动作不敏捷，手、脚想要抬高都比较吃力，所以，建议老年人的床的高度不要超过小腿的高度，否则有可能在晚上起夜的时候发生意外，导致骨折。

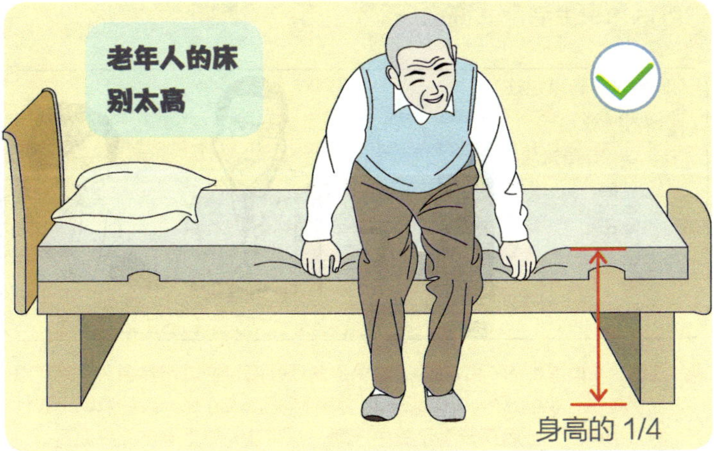

老年人常见疾病三——高血压

什么是老年人高血压？

如果年龄≥ 65 岁，在未使用降压药物的情况下，非同一天 3 次测量血压，收缩压（俗称“高压”）≥ 140 毫米汞柱和 / 或舒张压（俗称“低压”）≥ 90 毫米汞柱，即可认为患上老年人高血压。

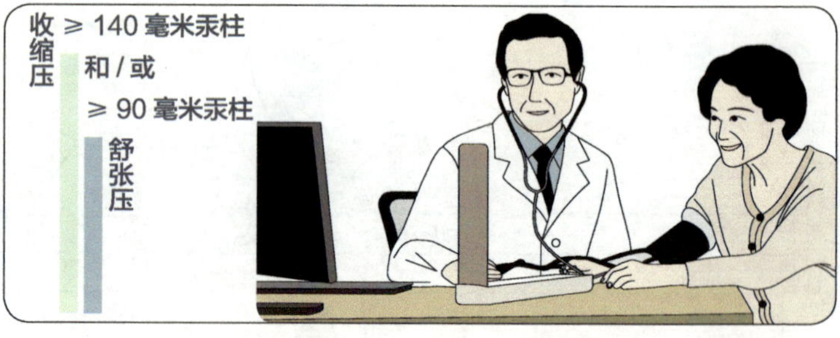

注意：本页提到的“和 / 或”，意思是两项都满足或满足其中一项都可以。也就是说，收缩压≥ 140 毫米汞柱和舒张压≥ 90 毫米汞柱这两个条件，两项都满足，或者仅仅满足其中一项，都可认为患上老年人高血压。

老年人高血压有什么特点？

★ 单纯收缩压升高常见。

老年人动脉血管硬化加重，大动脉血管弹性下降，对血流冲击的缓冲能力减弱，造成高压升高、低压降低。老年高血压患者中常出现高压升高，而低压不高或偏低的现象。

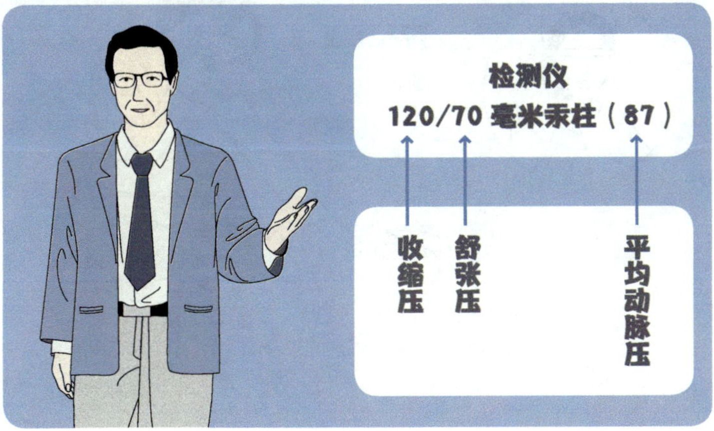

★ 体位变化容易引起低血压。

老年人血管自我调节能力差，当出现体位变化，比如老年人从卧位、坐位或蹲位突然站起来时，容易引起血压下降，出现头晕、眼前发黑甚至晕厥等脑供血不足的症状，尤其伴有糖尿病、低血容量时更容易出现。

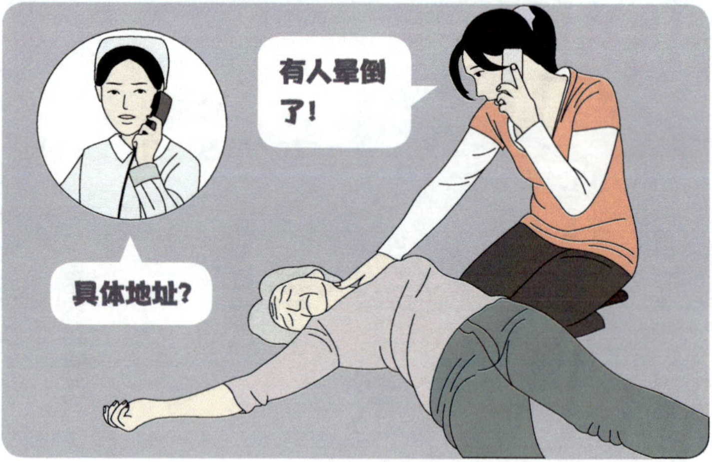

★ **常合并多种疾病。**

老年高血压患者合并糖尿病的概率约为 39.8%，合并高脂血症的概率约为 51.6%，合并冠心病的概率约为 52.7%，合并肾功能不全的概率约为 19.9%，合并脑血管疾病的概率约为 48.47%。

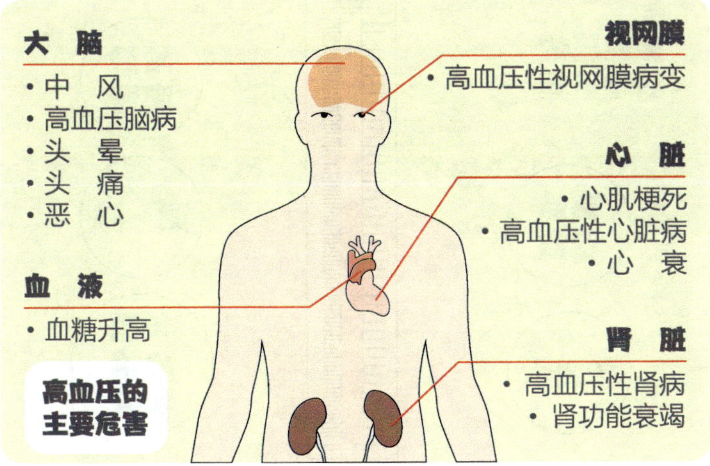

老年高血压患者起始药物治疗的血压值和降压目标值分别是多少？

★ 如果年龄≥65岁，血压≥140/90（收缩压/舒张压）毫米汞柱，在干预生活方式的同时，应启动降压药物治疗，将血压降到140/90毫米汞柱以下。

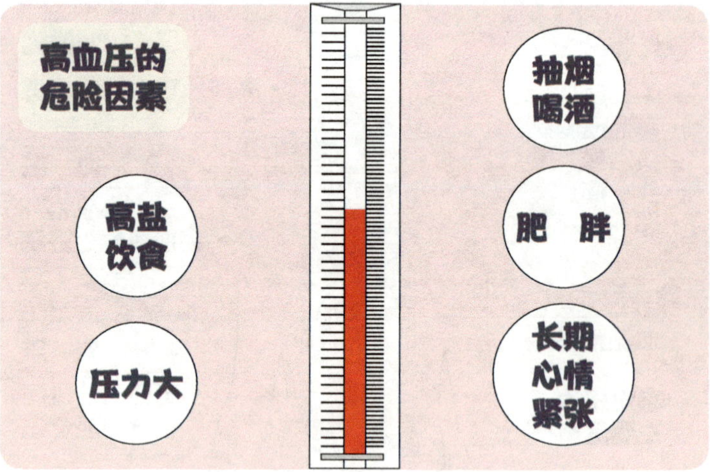

★ 如果年龄≥80岁，血压≥150/90毫米汞柱，就应启动降压药物治疗。首先应将血压降到150/90毫米汞柱以下。如果耐受性（指人体对药物反应性降低的一种状态）良好，则应进一步降到140/90毫米汞柱以下。

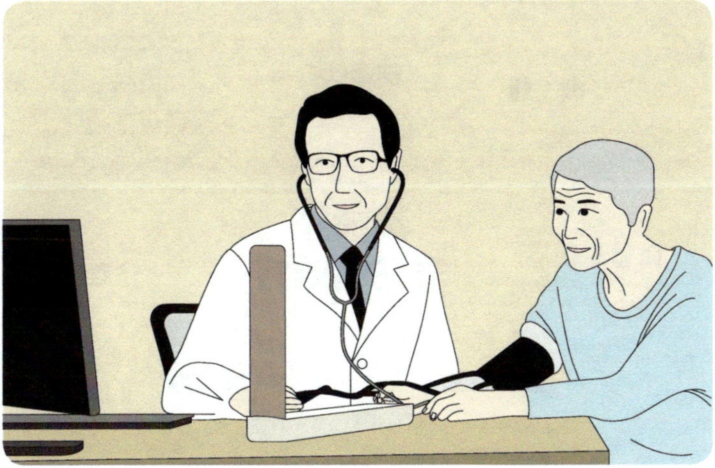

老年人高血压的非药物治疗重要吗？

高血压的非药物治疗是降压治疗的基本措施，无论是否选择药物治疗，都要保持良好的生活方式。主要包括：健康饮食，规律运动，戒烟限酒，保持理想体重，改善睡眠，注意保暖，等等。

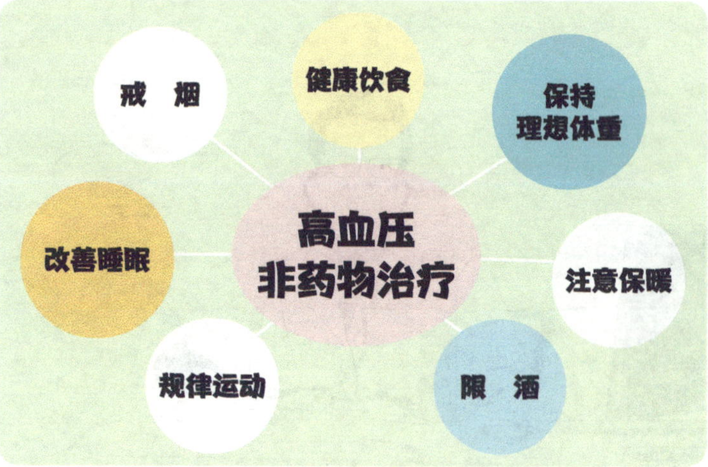

★ **健康饮食。**

减少钠盐摄入，增加富钾食物摄入，有助于降低血压。要摄入多种新鲜的蔬菜和水果、鱼类、豆制品、五谷杂粮、脱脂奶，以及其他富含钾、钙、膳食纤维、多不饱和脂肪酸的食物。

多吃果蔬

（各式水果与蔬菜）

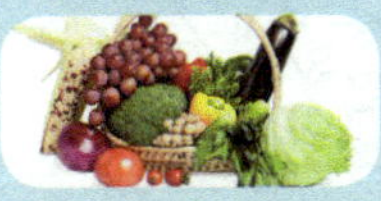

低油脂

（少用动物油，如牛油；适量使用植物油，如茶籽油、橄榄油）

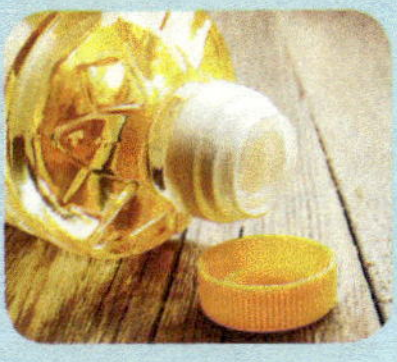

多吃富含膳食纤维的食物

（糙米、大麦、燕麦、坚果等）

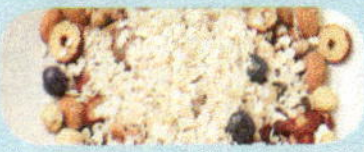

少放调味品

（少糖、少盐、少味精）

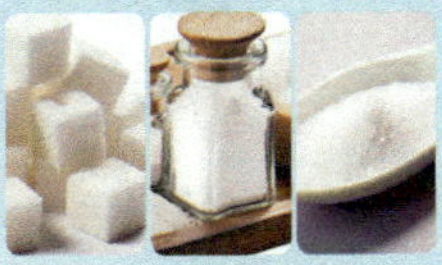

少吃加工食品

（少吃火腿、烧鸡、香肠、泡菜、罐头等）

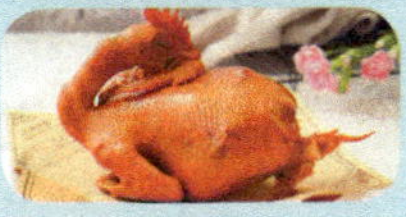

★ **规律运动。**

建议老年人进行适当的规律运动，即每周不少于 5 天、每天不低于 30 分钟的有氧体育锻炼，如步行、慢跑、游泳等。不推荐老年人进行剧烈的运动。

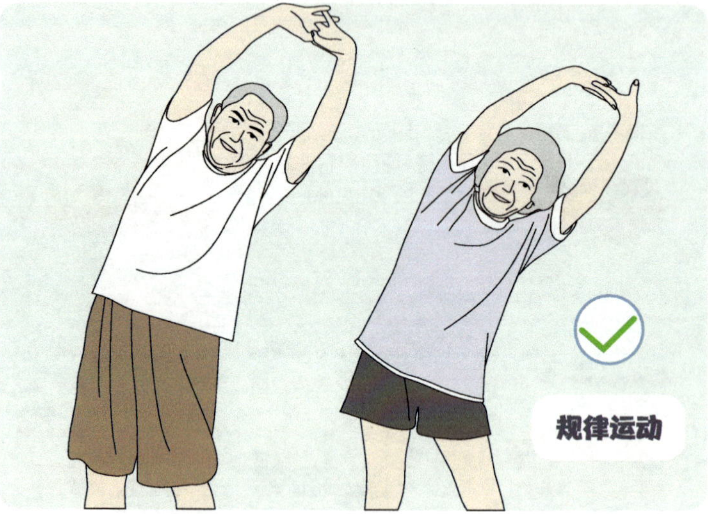

★ **戒烟限酒。**

戒烟可降低老年人患上心脑血管疾病、肺部疾病的风险。老年人还应限制酒精摄入，一天内，饮用的白酒应少于 50 毫升，葡萄酒、米酒应少于 100 毫升，啤酒应少于 300 毫升。

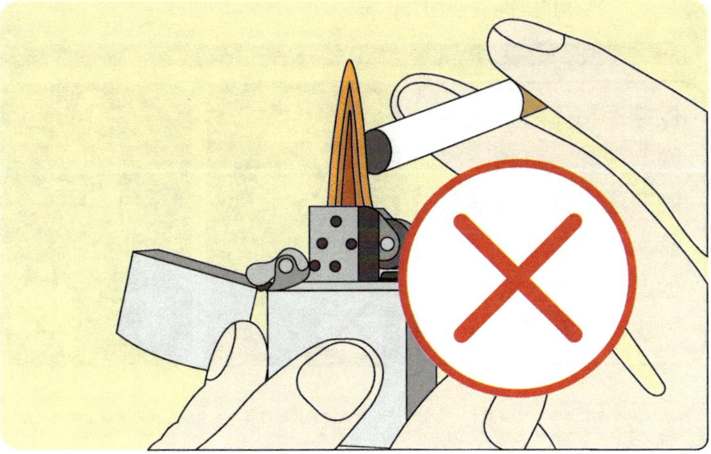

★ **保持理想体重。**

- 超重或肥胖的老年高血压患者可以适当控制能量摄入和增加体力活动。
- 保持理想体重，体重指数最好保持在20.0～26.9公斤/平方米*之间。
- 纠正腹型肥胖，男性控制腹围小于90厘米，女性控制腹围小于85厘米。

保持理想体重，纠正腹型肥胖，有利于控制血压，减少心脑血管疾病发生的风险。但是，老年人应避免过快、过度减重。

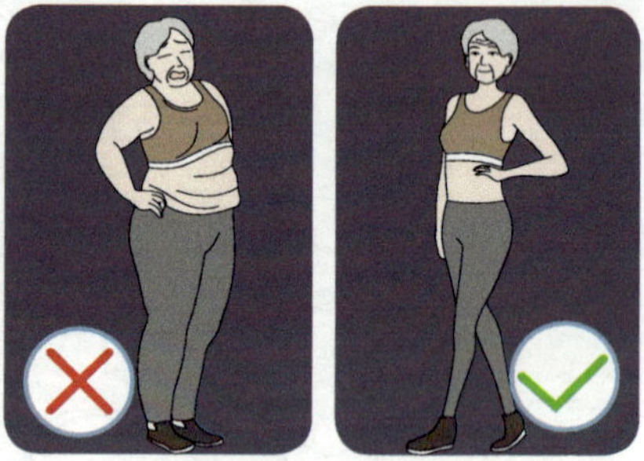

* 鉴于本书为农业科普性质图书，为便于广大农民群众阅读理解，本书中出现的物理量的单位采用纯文字表述，如m^2或米^{2}采用“平方米”的表述形式。

★ **改善睡眠。**

睡眠的时长、质量与血压的升高、心脑血管疾病的发生风险有关。保证充足的睡眠并改善睡眠质量，对于提高生活质量、控制血压和减少心脑血管疾病并发症，有着重要的意义。

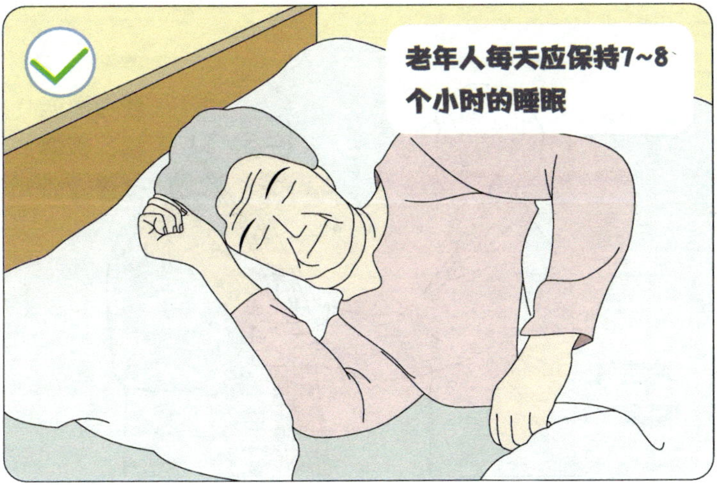

★ **注意保暖。**

老年人对寒冷的适应能力和对血压的调控能力差，所以常出现季节性血压波动。平时应保持室内温暖，经常通风换气；天气骤冷和大风低温天气，减少外出，并适量增添衣物，避免老年人血压出现大幅度的波动。

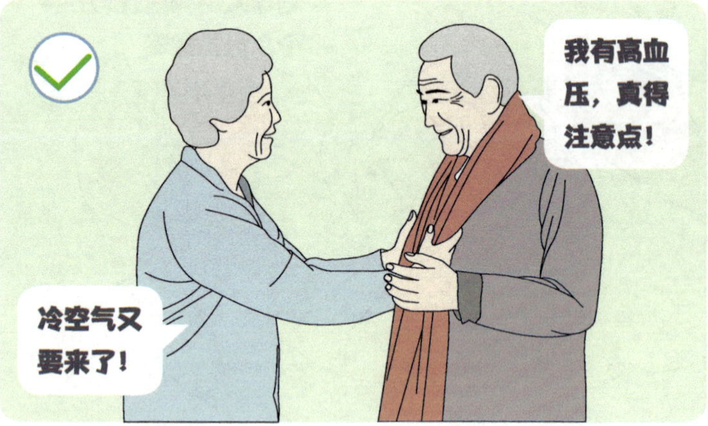

老年人常见疾病四——便秘

什么是老年人便秘？

老年人便秘是指排便次数减少，同时排便困难，粪便干结。

正常人每天排便1～2次，或2～3天排便1次；便秘老年人每周排便少于2次，并且排便费力，粪质硬结，粪便量少。

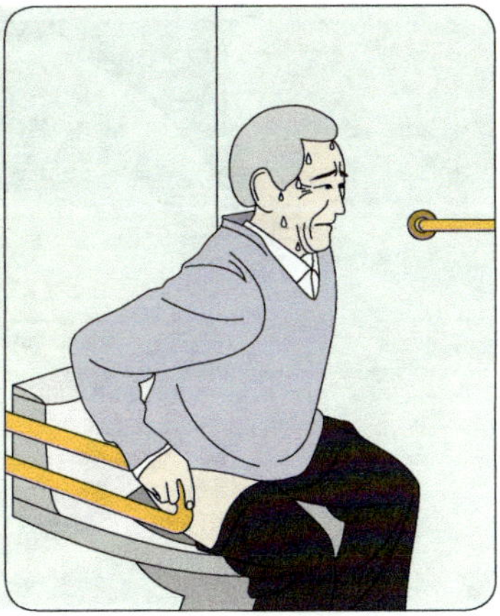

老年人便秘有什么护理方法？

★ **吃好每一顿早餐。**

老年人一定要吃好每一顿早餐，良好的早餐对于每一个人都很重要，对于患有便秘的老年人更加重要。一顿好的早餐不仅能够为老年人提供整整一上午的能量，还能起到缓解便秘的作用。

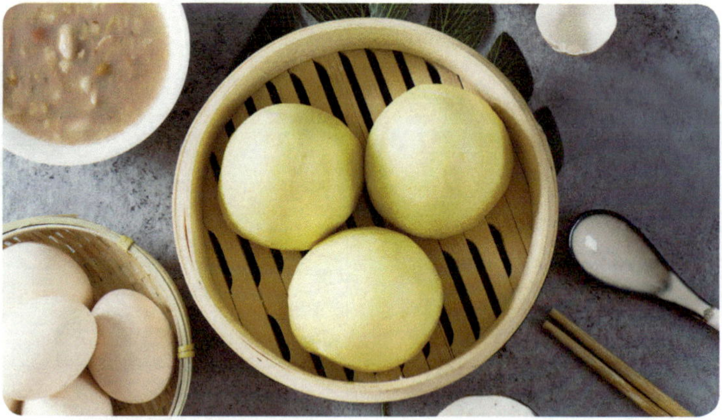

★ **定时排便。**

要尽力养成每天定时排便的习惯，即使不想排便，也要坚持每天定时蹲厕几分钟。

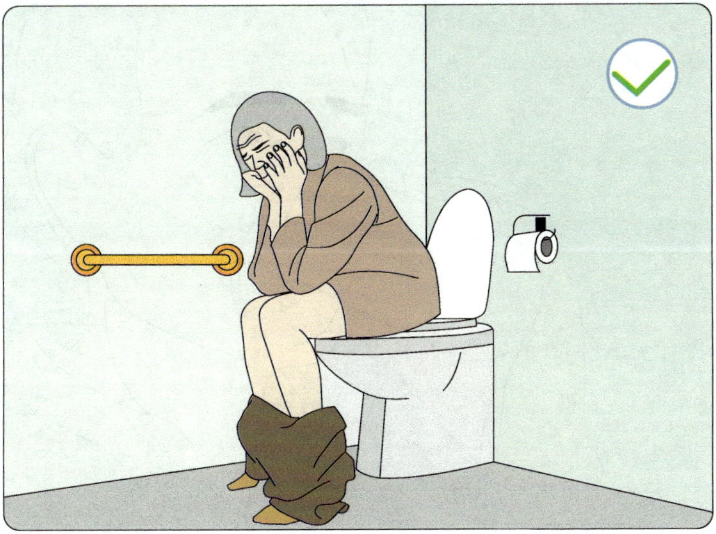

★ **摄入足量的水。**

除夏天以外，为了保持排便通畅，每天最好保持约1500毫升（1.5公斤）的饮水量。

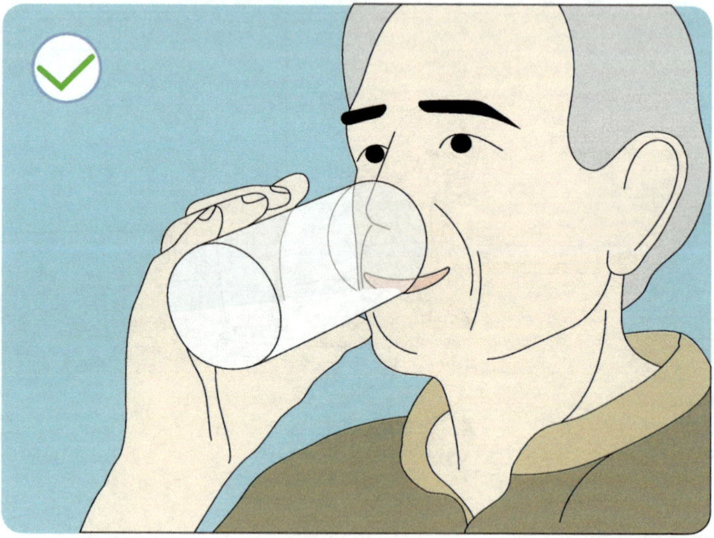

★ **调养身心。**

切忌心浮气躁，不然会火气上升，大便更加硬结，不容易排出体外。

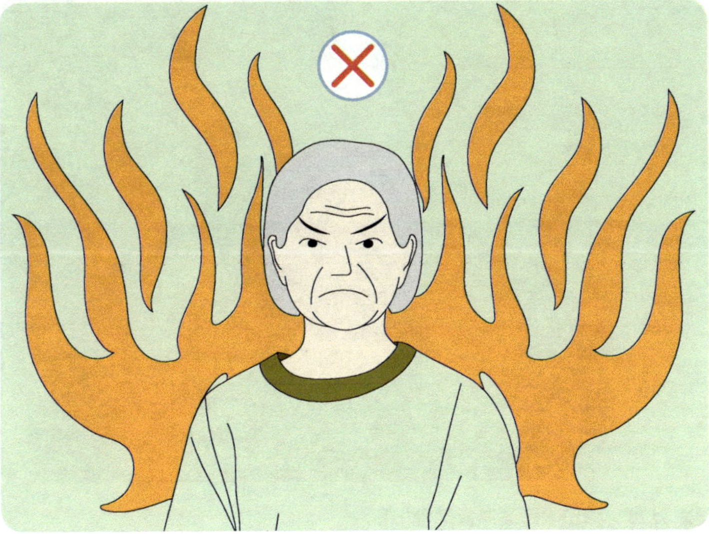

★ **食用蜂蜜。**

可通过长期食用蜂蜜来缓解便秘症状，但是服用量不宜过大，以免造成腹泻。

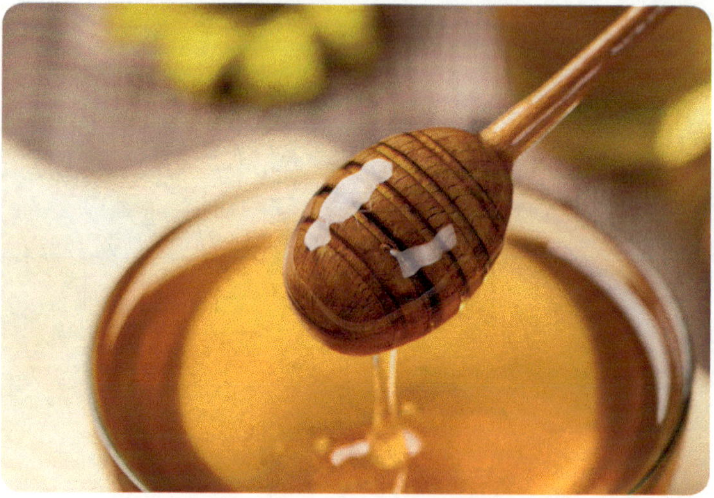

⚠ 注意：糖尿病患者慎食蜂蜜！！！

★ **吃富含膳食纤维的食物。**

大部分富含膳食纤维的食物都能够使大便面积增大，大便容易排出体外。五谷杂粮、豆类、菌类和新鲜的水果、蔬菜等，都富含膳食纤维。

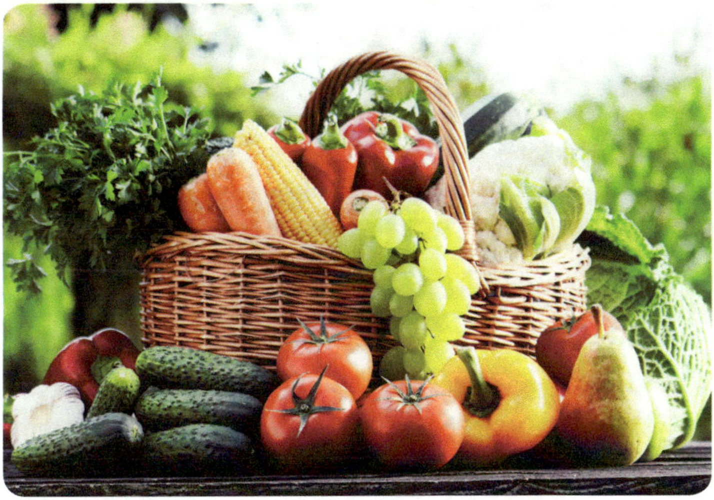

★ **补充肠道益生菌。**

很多人肠道不好，都是因为肠道里的菌群不平衡。一般可以通过服食含有益生菌的保健品或食物来达到补充肠道益生菌的作用，也可以去医院采取活菌体内繁殖的方式来补充。

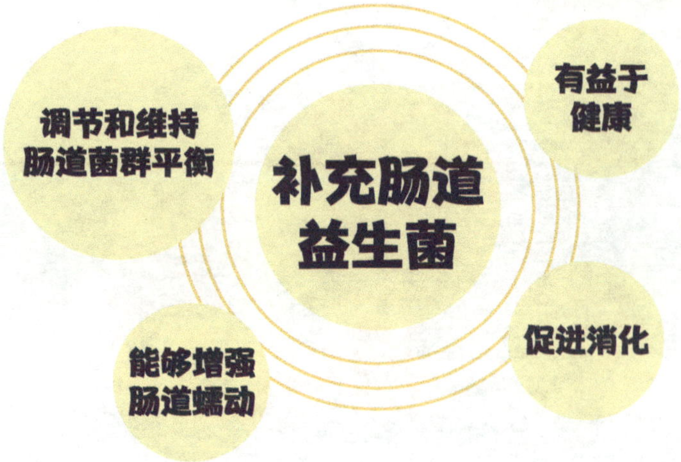
调节和维持
肠道菌群平衡
有益于
健康
补充肠道
益生菌
能够增强
肠道蠕动
促进消化

★ **适度做一些运动，辅助按摩腹部。**

可以适度做一些运动，锻炼身体。还可按摩腹部，从右下腹开始向上、向左，再向下、向右，以顺时针方向按摩，每天按摩2～3次，每次10～20圈。

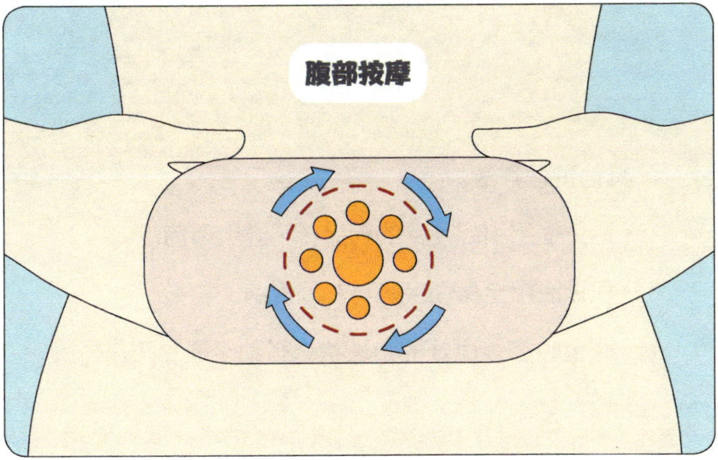

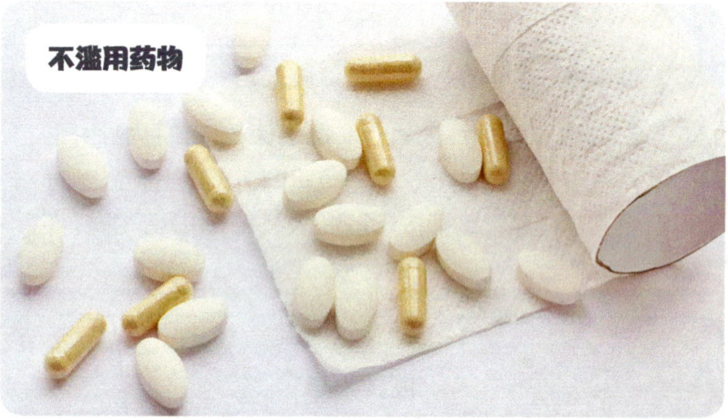

★ **其他护理方法。**

- 避免使用引起便秘的药品，不滥用泻药。
- 积极治疗全身性疾病与肛周疾病。
- 调整心态，良好的心理状态有助于建立正常排便反射。

搓尾骨对便秘有什么好处？

搓尾骨能刺激肛门周围神经，促进局部血液循环，对老年人便秘有一定的疗效，还具有防治脱肛和预防痔疮复发的作用。

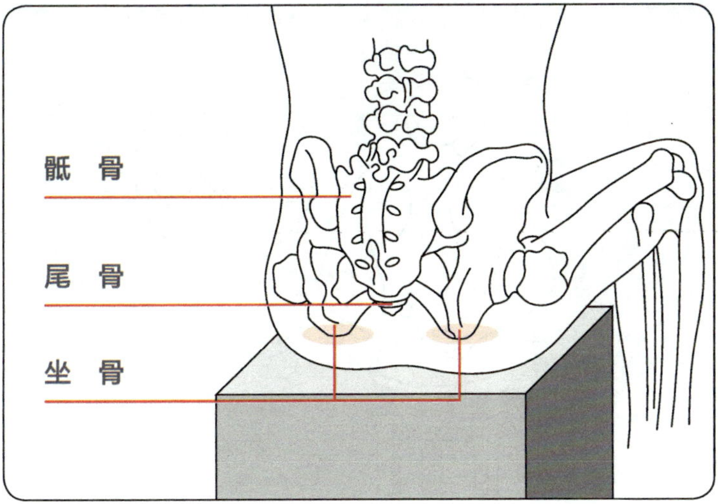

★ **搓尾骨的具体方法：**

端坐床上，双手半握拳，以手背从上到下推搓尾骨50次；再用双手中指及无名指指腹在骶骨至尾骨部位上下摩擦30次；最后用手掌轻轻摩擦尾骨20次，直至皮肤略感发热为止。

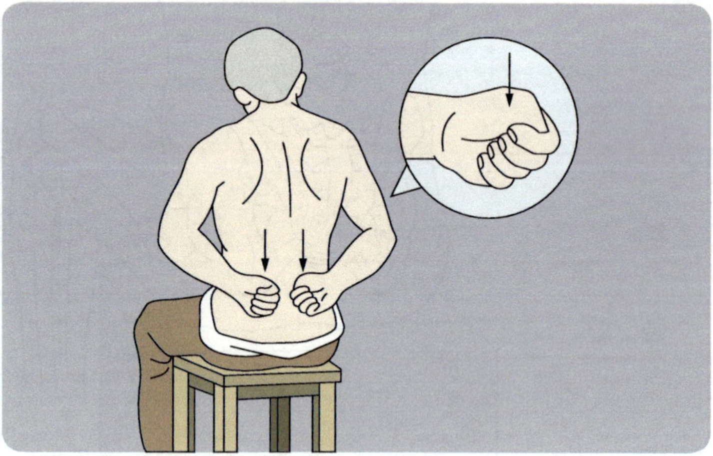

老年人常见意外——跌倒

什么是跌倒？

跌倒是指一种突然意外的倒地现象。

跌倒可发生于任何年龄，但老年人更为多见，而且老年女性发生跌倒的概率明显高于老年男性，男性、女性老年人跌倒的比例是1：（1.5~2）。这通常是由于老年女性活动少、肌力差，平衡能力和认知能力受损比老年男性更加严重。

老年人如何预防跌倒？

★ 自我评估。

采用跌倒风险评估工具进行自我评估，了解自己跌倒的风险级别，具体可以参照表1打分。

最终评分如果在25分以上，就可认定属于跌倒高风险人群，应该实施跌倒防护措施。

表1　跌倒评分表

序号	项	目	得分
1	曾跌倒	无=0；有=25	
2	有两次或两次以上跌倒	无=0；有=15	
3	行走时需要的辅助物	无/卧床休息/护士辅助=0； 拐杖/手杖/助行器=15	
4	有静脉置管	无=0；有=25	
5	步态	正常/卧床休息/轮椅=0； 乏力=10；损伤=20	
6	精神状况	正常=0；过于自信=15	
总		分	

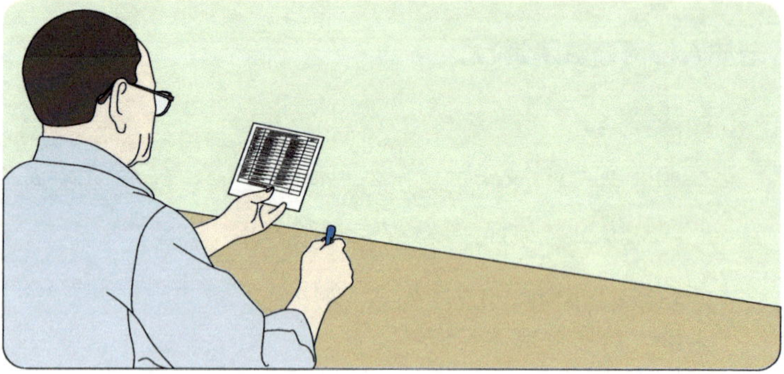

★ **加强学习。**

加强防跌倒知识的学习，增强防跌倒安全意识。

★ **坚持锻炼。**

应进行整合平衡、肌力与步态项目的锻炼，以及灵活性和耐力的训练。比如：打太极拳、散步、练八段锦、跳老年人舞蹈等。

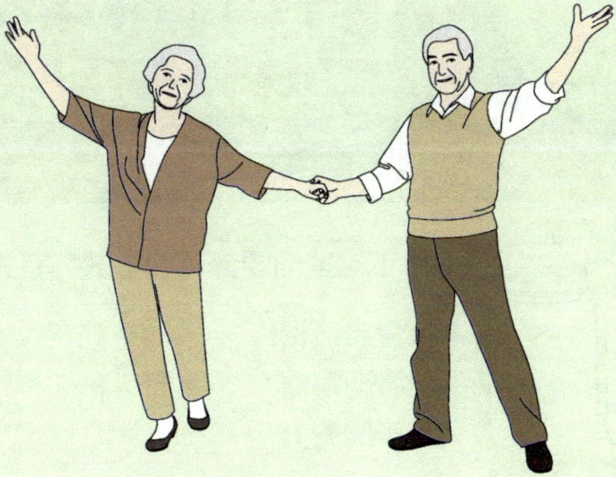

★ **营养补充。**

加强膳食营养，适当补充维生素D和钙剂，预防骨质疏松。

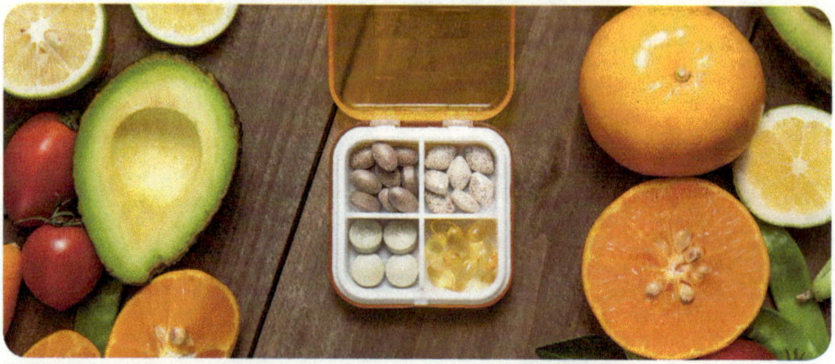

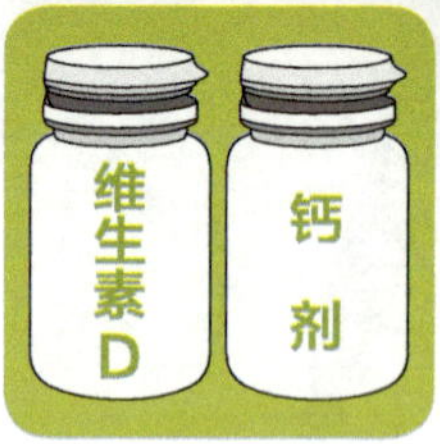

以下这些问题都可能与缺钙有关！！！

- 骨质疏松
- 抽 筋
- 腰腿疼痛
- 骨 折
- 手脚无力

★ 衣物穿戴。

衣服要穿合身且宽松的，鞋子要穿无跟或低跟且防滑的。

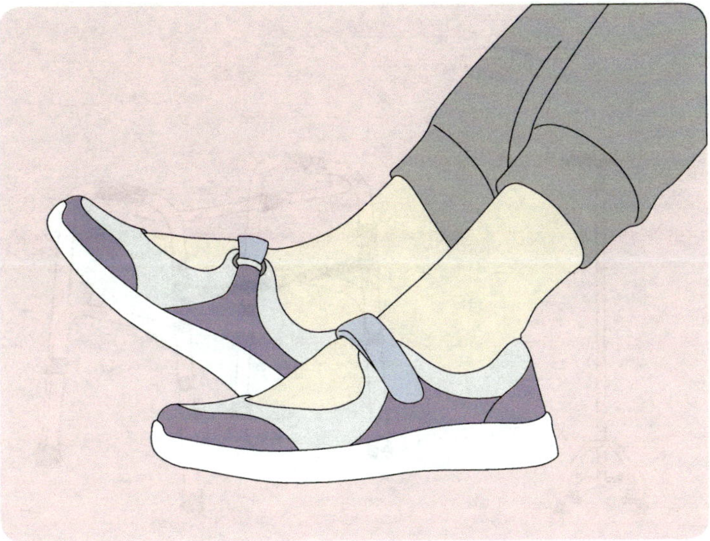

★ **运用辅助工具。**

选择适当的辅助行走工具和增强视力、听力的工具，比如拐杖、助行器、老花眼镜、助听器等。

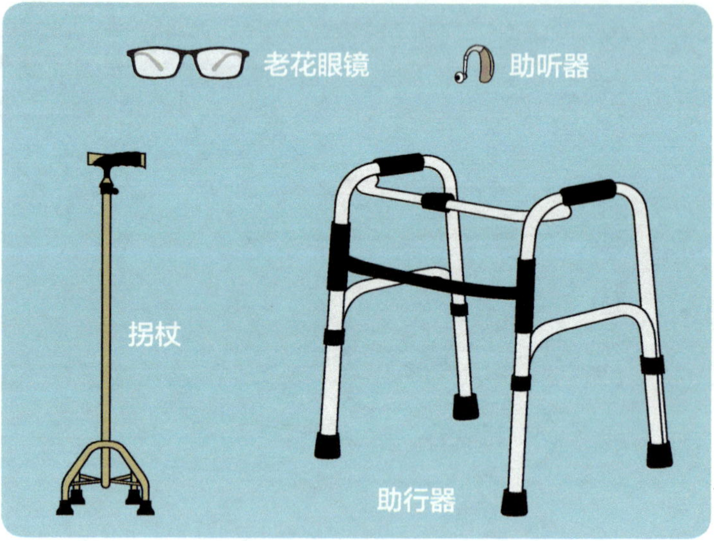

★ **熟悉生活环境。**

老年人应当熟悉自己居住社区及家庭内部的生活环境。

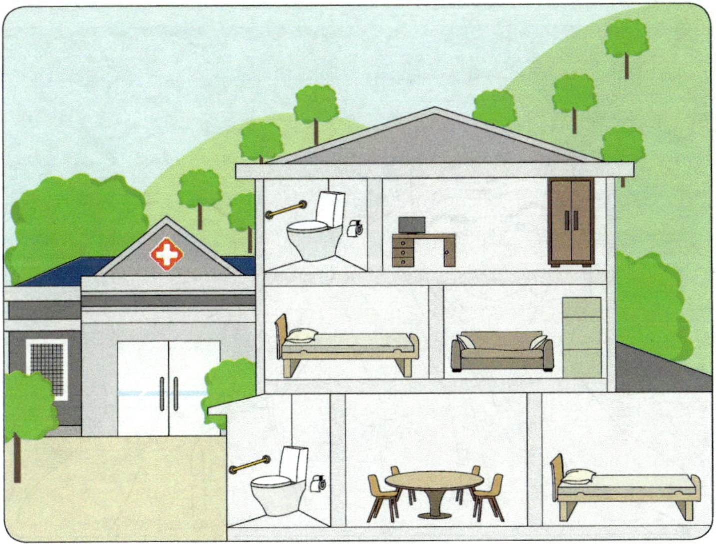

★ **其他预防措施。**

- 调整不良的生活方式，降低跌倒隐患。
- 保持健康、乐观的心理状态。

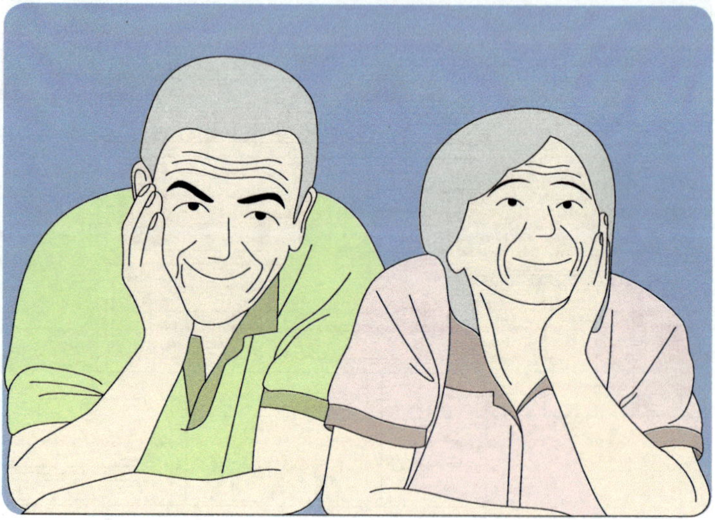

第二篇

老年人适宜哪些身体运动和娱乐活动？

身体运动

65 岁及以上老年人身体运动的原则是什么？

★ 每周进行150～300分钟中等强度或75～150分钟高等强度的有氧运动，或大致等量的中等强度、高等强度的有氧运动组合。

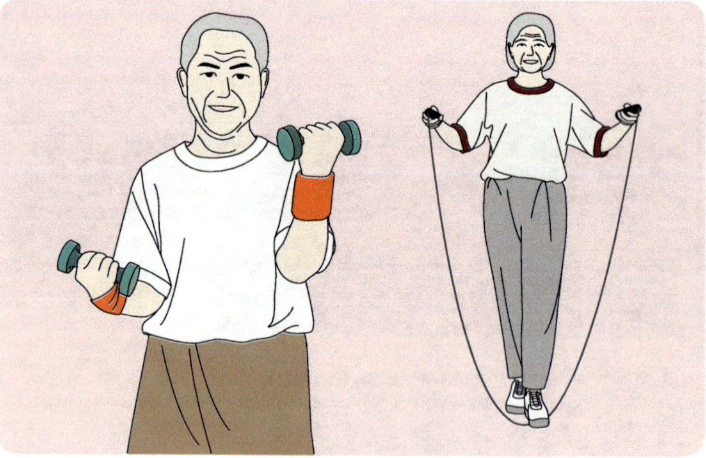

★ 每周至少进行2天肌肉力量训练。

★ 坚持平衡能力与灵活性、柔韧性的练习，如练瑜伽等。

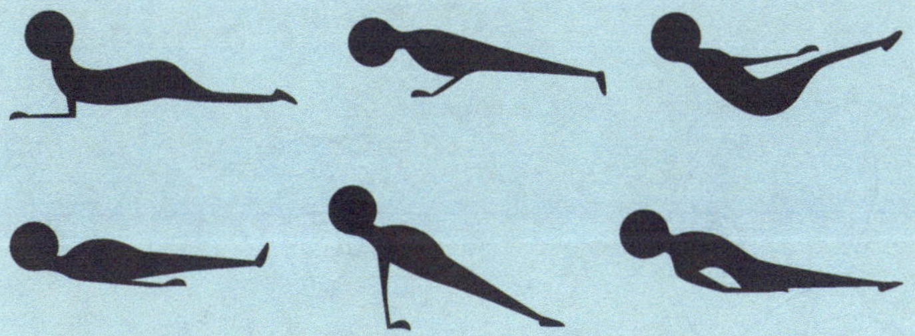

如果不允许每周进行150分钟中等强度的身体活动，也应尽可能地增加各种力所能及的身体活动。

棋牌游戏

老年人玩棋牌游戏有什么好处？

“善弈者长寿”，是中国古代医家根据长期诊疗经验得出的结论。下棋时通过情绪控制，可调节生理机能，对延缓衰老和开发智力有明显作用。

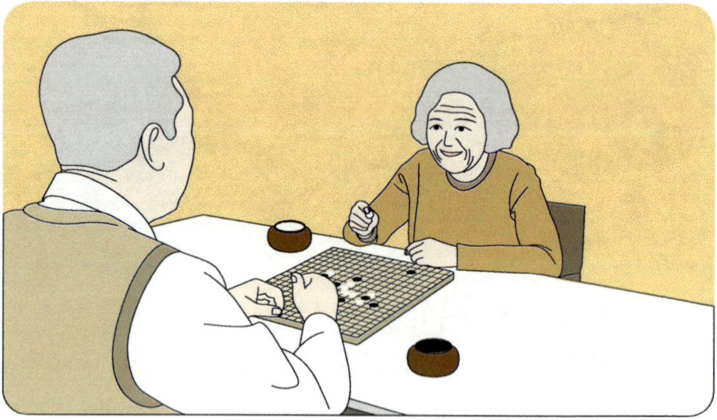

老年人玩棋牌游戏时应严守的四大纪律是什么？

★ **不能长时间玩游戏。**

老年人长时间精神高度集中，容易用眼过度，患上干眼症，严重的还会导致玻璃体出血，使视神经受压、受损，造成青光眼。

不能长时间玩游戏

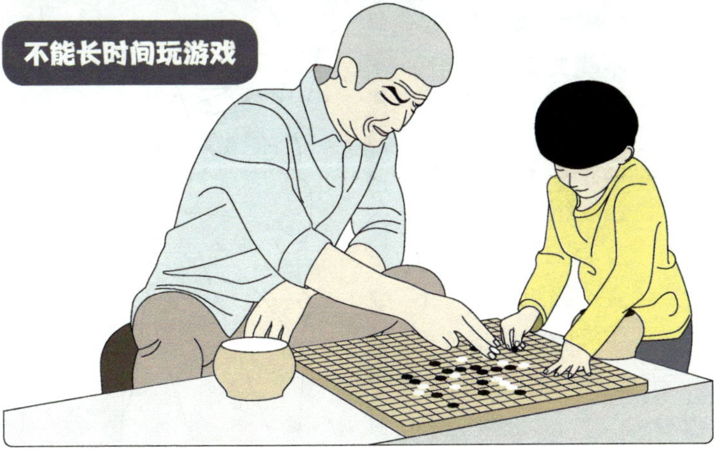

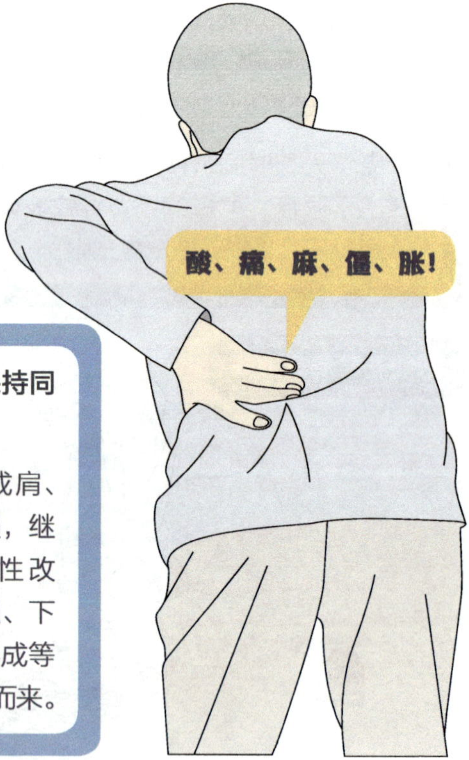

★ 不能久坐并保持同一姿势。

这样容易造成肩、颈软组织劳损，继发脊柱退行性改变，腰肌劳损、下肢静脉血栓形成等疾病就会接踵而来。

★ **避免精神高度紧张。**

精神高度紧张对老年人心脑血管健康极为不利，患有高血压和心脏病的老年人尤其要注意，不要过于兴奋和激动，以免引发并发症。

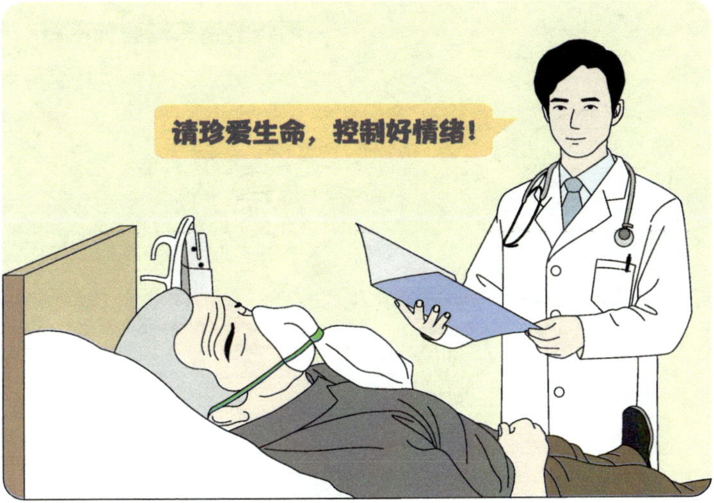

★ 不在通风不好、空气污浊的室内外玩棋牌游戏。

空气环境不好，对老年人呼吸系统的损伤很大，可能会引发上呼吸道感染、哮喘等疾病。

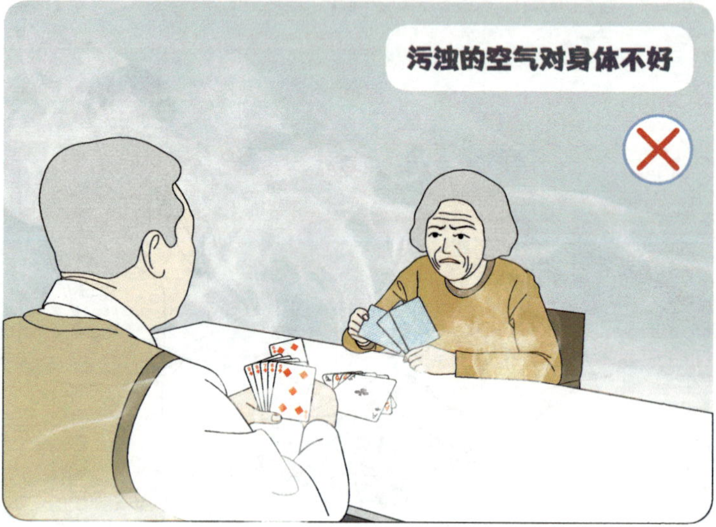

第三篇

老年人心理健康评估的标准有哪些？

老年人心理健康评估标准

★ **认知效能：**

老年人要锻炼基本的日常认知功能，如注意力、记忆力、学习能力、思维能力等，不断提高自己的认知效能。

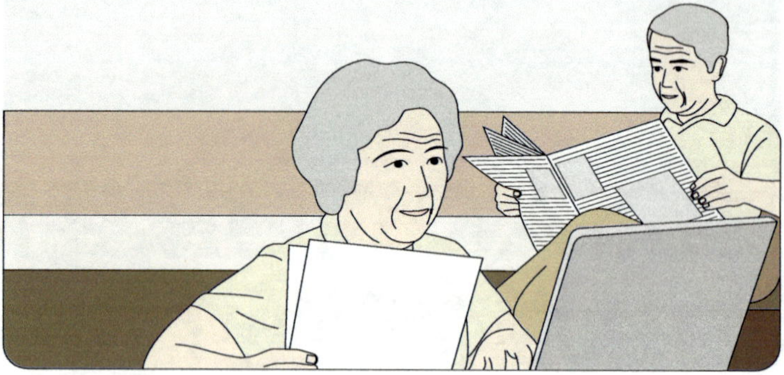

★ **情绪效能:**

老年人一生会经历很多不同的生活事件，情绪体验较为深刻，情绪反应持续时间也较长。因此，老年人需要具备良好的情绪调适能力，才能使情绪稳定，保持积极的情绪状态。

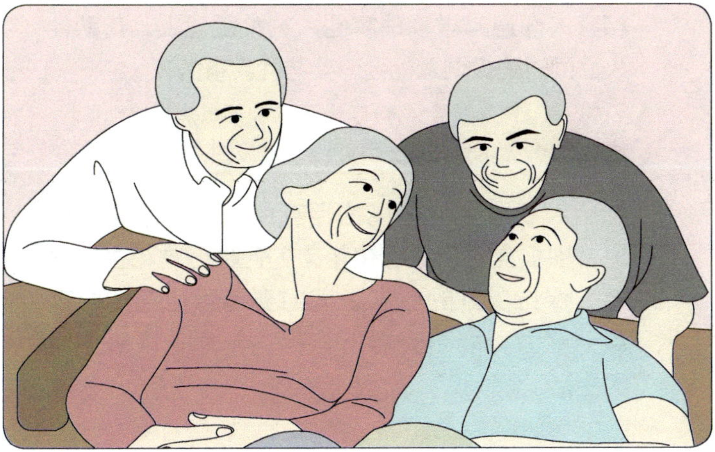

★ 自我认识：

老年人可以凭借自己丰富的阅历，不断认识自我，正确地了解和评价自己。

★ 人际交往：

这是积极老龄化的一个重要环节。老年人要有一定的交往能力，主动与他人联系、交往，尤其要和家人沟通，学会理解他人、关爱他人、帮助他人。同时积极融入社会，参与社会事务。

★ 适应能力：

老年人要在人与环境的相互作用中不断调适自己，积极应对自身老化带来的各种困难和生活事件，保持良好的心态。同时要增强自己的心理承受能力，能耐受挫折，尽快复原，恢复正常的生活。

第四篇

老年人怎么吃才健康？

老年人膳食的推荐原则是什么？

★ 食物品类丰富，动物性食物充足，常吃大豆制品。

★ 鼓励共同进餐，保持良好食欲，享受食物美味。

★ 积极户外活动，延缓肌肉衰减，保持适宜体重。

★ 定期健康体检，测评营养状况，预防营养缺乏。

本页资料引自中国营养学会编著的《中国居民膳食指南（2022）》。

老年人每天怎么吃才健康?

中国居民平衡膳食宝塔（2022）

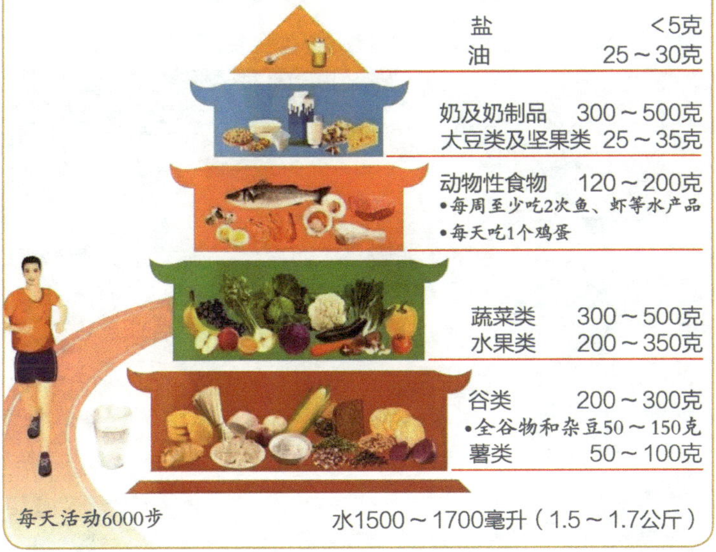

本页资料引自中国营养学会编著的《中国居民膳食指南（2022）》。

老年人要吃多少种食物营养更全面？

老年人每天吃12种左右食物，每周吃25种左右食物，营养更全面。最重要的是能量充足，吃全谷物、水产品、肉、蛋、奶、大豆、蔬菜等食物。

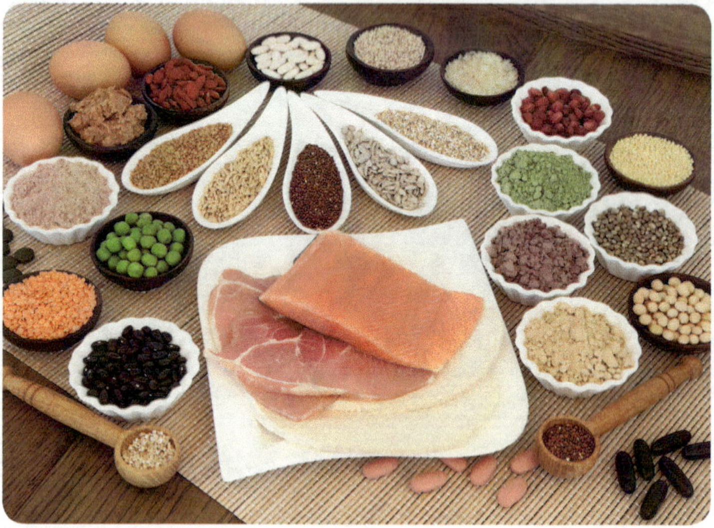

老年人的体重控制在什么范围内合适?

体重指数可以用来评价一个人的肥胖等级及身体营养状况。老年人体重指数的适宜范围为20.0～26.9公斤/平方米，过于消瘦或肥胖都会增加老年人的死亡风险。

一般不要求偏胖的老年人快速降低体重，但应维持在一个相对比较稳定的范围内。

$$体重指数 = 体重 \div 身高^2$$

在这个公式中，体重的单位是公斤，身高的单位是米。

老年人每天需要摄入多少蛋白质？

老年人每天每公斤体重需摄入1.0～1.5克蛋白质，比如60公斤体重的老年人每天需摄入60～90克（1.2～1.8两）蛋白质，这样才有利于延缓衰老，增强身体活力。

要注意的是，来自动物性食物和大豆类食物的蛋白质需占总摄入蛋白质的一半以上。

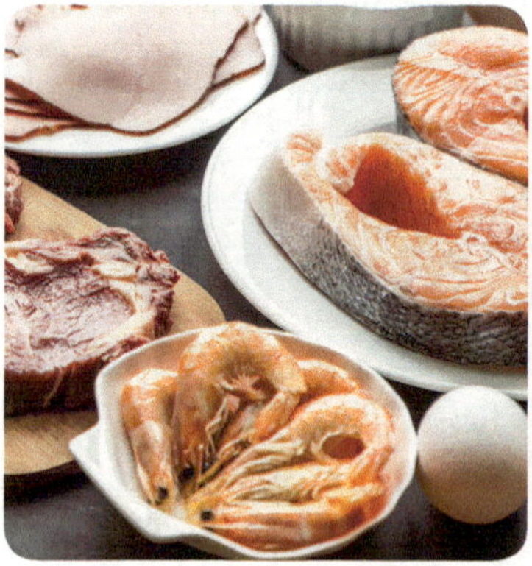

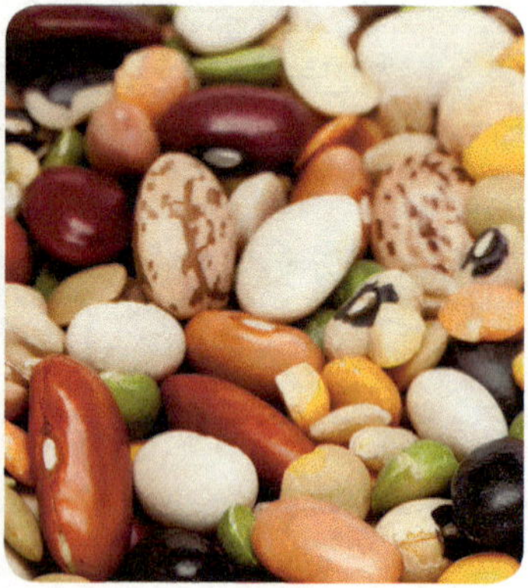

老年人每天喝牛奶对身体好吗?

牛奶中的乳清蛋白对促进肌肉合成、预防肌肉衰减很有益处，建议老年人每天喝300～400克（6～8两）鲜牛奶（含蛋白质30～36克），也可以吃含等量蛋白质的其他奶制品。

对乳糖不耐受的老年人可以喝低乳糖牛奶或酸奶。

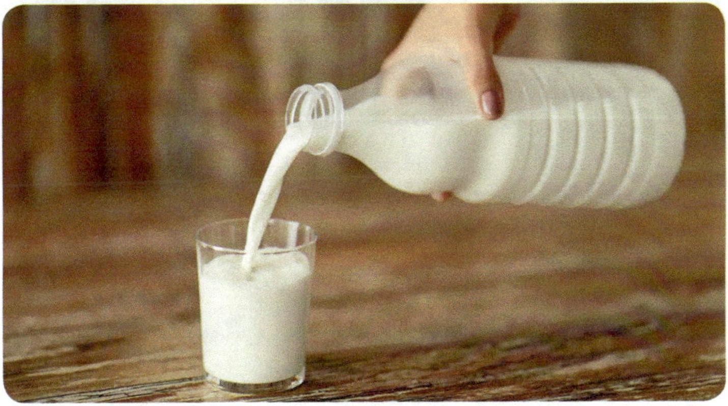

老年人吃鸡蛋对身体好吗？

鸡蛋中含有较丰富的卵磷脂，可增强记忆力；所含的叶黄素和玉米黄素，可以保护眼睛视力，减少白内障的发病率。

水煮蛋中含有蛋白质、脂肪等人体必需的物质，而且营养吸收率可以达到100%！

水煮蛋

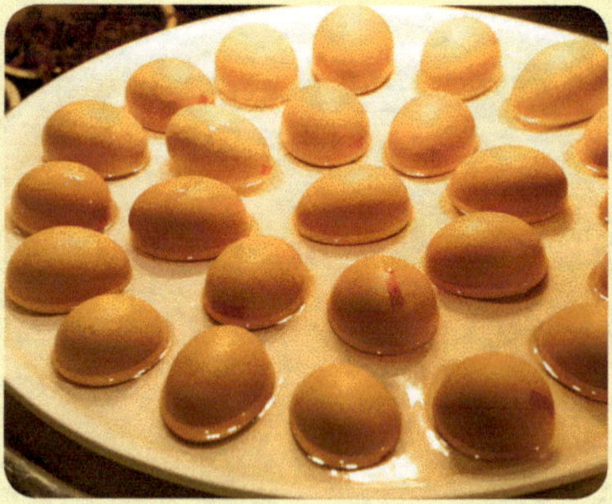

80 岁以上老年人的保健原则是什么?

★ 食物多样化，鼓励以多种方式进食，但应尽量选择质地细软、能量较高、营养丰富的食物。可以多吃鱼肉、禽肉、蛋、奶和豆类制品，以及适量的蔬菜和水果。

★ 适时、合理补充营养，提高生活质量。

★ 关注体重丢失，定期测评自身的营养状况，预防营养不良。

★ 坚持健身活动、益智活动，促进身心健康。

《国家基本公共卫生服务规范》规定：

65岁及以上老年人可以每年进行1次健康体检，而且是免费的！但是老年人必须先到常驻地的社区、乡镇建立健康档案，才能享受免费体检，而不是随便去哪里都能享受免费体检的。

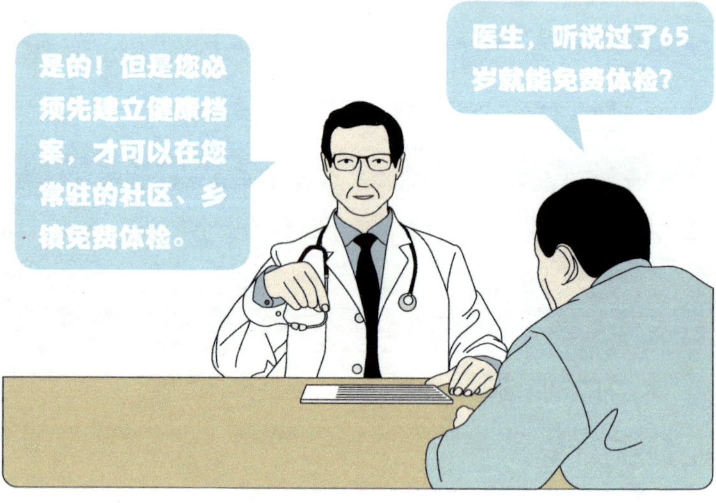